DE LA

MÉDICATION

FERRO-SULFUREUSE

CONTRE

Le Catarrhe — l'Asthme
l'Angine glanduleuse — les Affections de la peau
les Cachexies mercurielle et syphilitique
l'Anémie — la Chlorose

PAR UN

Moyen nouveau, introduisant dans l'économie

L'HYDROGÈNE SULFURÉ

ET LE FER A L'ÉTAT NAISSANT

PAR

J. THOMAS

Ex-Interne des Hôpitaux de Paris

PARIS

IMPRIMERIE L. GUÉRIN, 26, RUE DES PETITS CARREAUX

1877

DE LA

MÉDICATION

FERRO-SULFUREUSE

CONTRE

Le Catarrhe — l'Asthme

l'Angine glanduleuse — les Affections de la peau

les Cachexies mercurielle et syphilitique

l'Anémie — la Chlorose

PAR UN

Moyen nouveau, introduisant dans l'économie

L'HYDROGÈNE SULFURÉ

ET LE FER A L'ÉTAT NAISSANT

PAR

J. THOMAS

Ex-Interne des Hôpitaux de Paris

PARIS

IMPRIMERIE L. GUÉRIN, 26, RUE DES PETITS-CARREAUX

1877

DE LA
MÉDICATION
FERRO-SULFUREUSE

Si l'on observe les diverses affections qui portent vers les stations thermo-sulfureuses une foule de malades chaque jour croissante, on ne tarde pas à voir que ces derniers peuvent être classés en deux grandes catégories nettement tranchées.

Les uns se plaignent de catarrhes chroniques ou de maladies cutanées, sans atteintes profondes de l'organisme ; leur constitution a conservé une résistance assez grande et les principes SULFURÉS des eaux minérales suffisent à les soulager, parfois à les guérir. Les autres, et ce sont de beaucoup les plus nombreux, affaiblis par des maladies antérieures ou par un vice héréditaire, offrent dans leur état général des désordres si profonds, que les eaux sulfureuses ne se trouvent plus à la hauteur de la tâche à accomplir et que le médecin est obligé de recourir en même temps à un autre modificateur non moins puissant, LE FER.

Parmi ces derniers, nous citerons les malades amenés à un état cachectique plus ou moins prononcé par le *Catarrhe* chronique, l'*Asthme* ou la *Phthisie*, compliqués d'une diathèse herpétique ou scrofuleuse ; ceux encore qui, préalablement débilités, souffrent d'*Angines* glanduleuses interminables. Nous ne devons pas oublier les *Syphilitiques* que le virus et le traitement mercuriel combinés ont plongés dans la cachexie ; ni les patients atteints d'une des nombreuses formes de la *Scrofule*, ni enfin les *Anémiques* si nombreux sur lesquels le Fer n'a plus d'action et qui ont besoin, pour retrouver l'intégrité de leurs fonctions, d'appeler les eaux sulfureuses à l'aide du Fer.

Dans ces différents cas le fer et le soufre, également nécessaires, jouent tour à tour le rôle d'adjuvant et d'agent principal. Reconstituants tous deux, mais à titre divers, ils se combinent dans une action commune, *Synergique*, pour nous servir de l'heureuse expression de M. le professeur Gubler, et se complètent réciproquement.

Aussi les stations thermales qui produisent les résultats les plus durables, les plus définitifs sont-elles celles où l'on rencontre auprès de sources sulfureuses, modifiant les fonctions des muqueuses et de la peau, les eaux ferrugineuses qui contribuent au remontement général de l'économie et relèvent les grandes fonctions de nutrition et d'assimilation.

Après un traitement dont la durée oscille entre 25 et 30 jours, la plupart des malades s'éloignent, éprouvant une amélioration d'autant plus grande, qu'à l'action des composés miné raux s'est ajoutée l'influence du changement de milieu et de l'absence momentanée de toutes les préoccupations d'affaires.

L'effet salutaire se maintient ainsi pendant quelques mois, grâce à la profondeur d'action de la médic ation thermale,

Mais bientôt les prédispositions morbides reprennent le dessus, aidées par les fatigues de toute espèce et par les rigueurs de la mauvaise saison. Il faut alors recommencer la lutte, mais dans des conditions très-défavorables. Au lieu de se rendre près des sources et de prendre les eaux sur place, pour ainsi dire à l'état vif et naissant, il faut se résigner à l'usage des eaux transportées et des préparations pharmaceutiques diverses.

Encore n'avons-nous parlé, dans les lignes qui précèdent, que de ces malades privilégiés auxquels leur position sociale permet de consacrer chaque année un ou plusieurs mois au soin de leur santé et de rétablir leurs forces avant le retour de nouvelles attaques.

Ceux-là sont le petit nombre : la plupart des malades, retenus par l'exiguité des ressources ou par les devoirs professionnels, sont obligés de suivre chez eux le traitement que nécessite leur affection.

Ces derniers réclament donc *en tout temps* ce que les plus fortunés ne recherchent qu'après la saison thermale, c'est-à-dire, rencontrer loin des sources minérales, un traitement suffisamment actif, d'une composition bien définie, permettant d'administrer le Fer dans les meilleures conditions d'activité, et en même temps l'Hydrogène sulfuré à dose convenable et dans un état qui en assure l'absorption par la muqueuse digestive.

On pourrait peut-être se demander pourquoi, à propos des eaux sulfureuses, nous ne parlons ici que de l'acide sulfhydrique. Si nous agissons ainsi, ce n'est pas que nous le considérions comme la seule partie active de ces eaux, mais parce que nous nous rangeons à l'opinion générale, qui considère comme presque absolument inerte le contenu de toute bouteille d'eau sulfureuse d'où l'acide sulfhydrique s'est dégagé. Nous admettons sans réserve le jugement de M. Durand-Fardel :

« Le fait qui paraît dominer dans leur action, « dit-il, c'est l'hydrogène sulfuré, que les unes « et les autres dégagent. »

Or, ce fait dominant des eaux minérales sulfureuses, nous pouvons, par l'emploi du nouveau moyen que nous proposons à l'adoption du corps médical, le reproduire à volonté au sein de l'organisme, à telle dose que nous le jugeons utile, et cela sans déterminer aucun des nombreux inconvénients reprochés aux eaux naturelles, tant le dégagement de l'hydrogène sulfuré est lent et continu. Cette régularité dans la production de l'acide sulfhydrique et cette lenteur dans son dégagement continu, aucun autre moyen n'a pu jusqu'ici les procurer.

S'adresse-t-on, en effet, aux eaux minérales naturelles transportées loin de leur source? Voici ce qu'elles deviennent ; personne ne mettra en doute les autorités que nous invoquons.

Écoutons d'abord l'illustre Bordeu, qui le premier, les a bien étudiées : « Un plaisant me « disait un jour que les Eaux Chaudes sont un « peu comme les Béarnais; ils ne sauraient « vivre hors de chez eux : *de même les Eaux* « *ne souffrent pas le transport.* »

« Le transport, les chaleurs du jour, l'air, le

« feu, tout épuise les esprits volatils des
« Eaux, *qui perdent continuellement* (1). »

Aujourd'hui, malgré les efforts faits pour les
transporter dans de meilleures conditions, elles
ne se conservent. pas mieux, et ce fait ne sur-
prendra plus quand on aura lu ce qu'en dit le
Dʳ Durand-Fardel : « Les Eaux sulfureuses pré-
« sentent ceci de particulier entre toutes les
« Eaux minérales, *qu'elles s'altèrent* avec une
« extrème rapidité, *en place même*, et dès les
« premiers instants de leur apparition au de-
« hors de la terre, de sorte qu'elles offrent à la
« thérapeutique un médicament essentiellement
« *variable*, changeant à mesure qu'on l'em-
« ploie et *de la composition duquel on ne peut
« presque jamais être sûr à un moment
« donné* (2). »

Cette altération s'explique par l'analyse.
Quelques bulles d'oxygène arrivant au contact

---

(1) De Bordeu fils, *Lettres sur les Eaux minérales du
Béarn*, 1746. — Ces esprits volatils dont parle Bordeu, nous
les appelons aujourd'hui l'hydrogène sulfuré.

(2) *Société d'Hydrologie*, 1856.

1.

de l'eau, suffisent pour anéantir les *trois* ou *quatre* centigrammes d'hydrogène sulfuré que renferme un litre d'eau sulfureuse.

On ne peut donc compter sur la constance d'action du traitement à domicile par les eaux sulfureuses, lorsqu'il est déjà si difficile de rencontrer près des sources un produit de la composition duquel on puisse toujours être sûr. En outre il faut considérer comme perdue toute bouteille débouchée, d'où on a extrait un verre de liquide et dans laquelle l'air a nécessairement pénétré. Aussi les praticiens instruits de ce fait, suivent le conseil de N. Guéneau de Mussy, de Pidoux, etc., et ne prescrivent que des quarts de bouteille, dont on retire le premier verre, en sacrifiant le reste ; mesure qui ne laisse pas de devenir onéreuse dans des traitements aussi longs que ceux dont nous nous occupons.

Ces inconvénients ne sont pas les seuls que présentent les eaux sulfureuses prises dans ces conditions. Non-seulement elles sont infidèles dans leur composition, mais lorsque surmontant la répugnance inspirée par leur odeur, on en prend un verre, pur ou mêlé à divers liquides, le peu d'hydrogène sulfuré qu'elles contiennent se dégage d'un seul coup et pour ainsi dire en bloc. Ce dégagement de gaz est si rapide que la muqueuse de l'estomac ne pouvant l'absorber à mesure, une partie s'échappe par la bouche, en produisant ces rapports nidoreux trop connus des malades.

Chaque litre d'eau minérale ne contenant que *trois* à *cinq* centigrammes d'acide sulfhydrique, si l'on tient compte des diverses causes de pertes, on voit ce que peut laisser à l'absorption de la muqueuse un verre, c'est-à-dire environ le *cinquième* du litre. Du rapprochement de ces chiffres ressort un important enseignement : c'est qu'un agent capable de produire de grands résultats, malgré d'aussi faibles doses, doit à bon droit être classé parmi les plus actifs de la matière médicale.

Les désavantages de l'eau transportée sont si frappants, que depuis assez longtemps on cherche à la remplacer par l'emploi de sulfures alcalins présentés sous forme de dragées, de poudres ou de sirops. Malheureusement quand ceux-ci arrivent dans l'estomac, la muqueuse trop excitée par leur alcalinité excessive, sécrète une surabondance de suc gastrique, effet que Cl. Bernard a démontré être constamment celui des alcalins sur la muqueuse digestive. Il en résulte que les sulfures, qui sont naturelle-ment instables, sont très-rapidement décompo-sés par l'acide lactique de l'estomac et mettent en liberté, aussi vivement que les eaux natu-relles, tout l'hydrogène sulfuré qu'ils peuvent produire. L'action de ces médicaments est donc aussi instantanée, aussi brutale et se traduit par une vive perturbation. Il y a loin de là à ces actions douces et continues recherchées sur-tout pour les longs traitements des affections chroniques. Telle est la cause pour les nouveaux produits d'un insuccès d'autant plus facile à comprendre, qu'ils s'altèrent, au contact de l'air, aussi facilement que les produits naturels et qu'ils possèdent une odeur peut-être plus désagréable encore que ces derniers.

Enfin n'oublions pas que nous ne trouvons, aussi bien dans les eaux naturelles transportées, que dans les préparations par lesquelles on s'est efforcé de les remplacer, qu'un seul des deux éléments essentiels dont nous avons parlé plus haut, l'*hydrogène sulfuré*.

Quant au *fer*, on l'administre sous forme de sels presque tous peroxydés, lesquels mettant facilement en liberté une partie de leur oxygène, détruisent l'acide sulfhydrique qu'on introduit en même temps. On sait qu'en toxicologie comme en industrie, les sels de peroxyde de fer sont employés avec succès pour annuler l'hydrogène sulfuré.

Nous pouvons nous résumer en disant que les agents proposés jusqu'ici pour remplacer les eaux sulfureuses et ferrugineuses naturelles n'ont nullement répondu au but que l'on voulait atteindre.

Il existe cependant un composé dans lequel les deux principes recherchés par le médecin se trouvent réunis dans une combinaison neutre, inaltérable à l'air et bien définie. Nous voulons parler du *sulfure de fer* qui, sous l'influence de liquides aussi faiblement acides que le sont les sucs digestifs de l'estomac et de l'intestin (1), dégage de l'hydrogène sulfuré d'une façon lente, continue, toujours égale, pendant douze heures et plus, c'est-à-dire pendant tout le temps nécessaire à l'élaboration du bol alimentaire.

La muqueuse digestive peut donc absorber, à mesure de sa production, tout le gaz sulfuré qui, produit lentement, pénètre aussi lentement dans le sang, pour être transporté vers ses émonctoires naturels sur lesquels il agit à son passage (Gubler).

---

(1) C'est avec intention que nous parlons ici de l'acidité de l'intestin. Les recherches du Dr Laborde, faites au laboratoire de physiologie de la Faculté de Paris, ont en effet démontré qu'en aucun point de l'intestin, l'on ne rencontrait de réaction alcaline, sauf dans un rayon de quelques centimètres autour de l'ampoule de Water par où s'écoulent les sucs alcalins du foie et du pancréas. Notre composé ferro-sulfureux, s'attaquant lentement, arrive donc en partie intact dans l'intestin où il rencontre un milieu parfaitement apte à continuer la réaction commencée dans l'estomac.

En même temps le *fer* mis en liberté, se trouve à l'*état naissant*, c'est-à-dire dans les conditions les plus favorables à sa combinaison avec l'acide lactique des sucs digestifs dans lesquels il se dissout, comme l'a démontré Cl. Bernard.

On voit que le composé *ferro-sulfureux* répond parfaitement au but proposé, puisqu'il introduit à la fois dans la circulation l'excitant diffusible, *hydrogène sulfuré* et le tonique analeptique par excellence, c'est-à-dire *le fer*.

M. le professeur Gubler avait bien saisi l'importance de ce corps, lorsqu'il écrivait : « Le « sulfure de fer, décomposé par les acides de « l'estomac, en oxyde de fer qui se combine « avec eux, et en acide sulfhydrique mis en « liberté, possède conséquemment une double « action, comme préparation martiale et comme « substance sulfureuse. »

Comment se fait-il que ce médicament n'ait pas été utilisé depuis longtemps par les thérapeutistes ? Il nous sera facile de répondre à cette question. Le sulfure de fer n'est pas un inconnu en thérapeutique et le *Codex medi-camentarius* donne tout au long son mode de préparation. Mais le produit ainsi obtenu et que l'on conseille contre les empoisonnements par les métaux, plomb, mercure, etc., ne peut guère rendre d'autres services, et cela à cause même des propriétés qui en font un bon contre-poison. Extrêmement instable, il se détruit instantanément au contact de l'acide lactique du suc gastrique et se trouve même décomposé à l'air en soufre et en oxyde de fer.

Aussi les cliniciens qui ont essayé de s'en servir ont-ils bientôt dû y renoncer, à cause de l'extrême abondance de gaz sulfhydrique qu'il met en liberté, aussitôt après son ingestion dans l'estomac.

Nous devions donc, sous peine de nous heurter au même obstacle, trouver d'abord un sulfure de fer dont la décomposition par les acides de l'économie fût tout aussi assurée, mais en restant toutefois très-lente et gra-duelle. C'est ce que nous sommes parvenu à obtenir par un procédé dont les détails trop exclusivement techniques n'offriraient aucun intérêt à des médecins. Qu'il nous suffise de dire ici que l'attaque de notre sulfure par les acides organiques est tellement lente, que le médicament dont une partie seulement a été décomposée dans l'estomac, traverse le pylore, arrive dans l'intestin, où sa dissolution et sa transformation se continuent. L'hydrogène sulfuré mis en liberté dans de telles conditions, est absorbé à mesure, sans produire aucun phénomène immédiat sensible pour le malade. Ce ne sont que ses effets généraux, excitation, poussée sulfureuse, qui trahissent sa présence dans le sang.

Aucun rapport nidoreux ne trouble la digestion, et, malgré la présence du fer naissant à haute dose, la constipation ne survient pas, grâce à l'action excitante exercée par l'hydrogène sulfuré sur les fibres musculaires du tube digestif.

Dès les premiers jours de son administration, les effets du médicament se traduisent par la modification des sécrétions bronchiques et par

la tendance que présentent les diverses affections à passer de l'état chronique à une
période plus active, à l'état subaigu, plus favorable à la guérison.

L'action plus intime produite par notre composé ferro-sulfureux sur la nutrition ne se
trahit qu'après un certain temps.

Cette action lente mais profonde est semblable à celle qui suit le traitement thermo-
minéral et que M. Pidoux apprécie dans les
lignes suivantes :

« Ce qui ressort clairement d'une étude cli-
« nique sérieuse, c'est la profondeur d'action
« de ces eaux. On dirait qu'elles atteignent
« dans l'économie animale les parties les plus
« intimes et les plus élémentaires. Elles pénè-
« trent très-loin et vont à la base de l'orga-
« nisme (1). »

De son côté M. Guéneau de Mussy dit, en
parlant de leur action consécutive : « Ce n'est
« quelquefois qu'après *un, deux* et même *trois*

---

(1) Pidoux, Société d'hydrologie, 1863.

« mois, que le travail modificatenr est accompli
« et que le malade recueille tout le bénéfice de
« la médication thermale (1). »

Nous insistons beaucoup sur ces apprécia-
tions très-justes, parce que nous les avons con-
trôlées et que nous avons pu constater que si
un certain nombre de résultats se produisaient
rapidement, tels que la modification des secré-
tions des bronches dans le catarrhe chronique,
par exemple, on trouve, au contraire, bon
nombre d'affections telles que l'angine glanduleuse, les maladies scrofuleuses, l'anémie,
où l'action est plus lente à se manifester. En
semblable circonstance, il ne faudrait pas
abandonner le traitement comme inefficace.
Il ne faudrait pas non plus augmenter trop
rapidement la dose, car on s'exposerait à provoquer une *poussée* tout à fait analogue à celle
que l'on observe dans les stations thermales,
avec des phénomènes congestifs qui ne seraient
pas toujours sans inconvénients.

---

(1) N. Guéneau de Mussy. *Traité de l'angine glanduleuse.*

Du reste, l'étude rapide que nous allons faire des applications cliniques de notre préparation *ferro-sulfureuse*, montrera mieux que tout ce que nous pourrions ajouter ici, l'usage qu'on peut en faire et les services qu'elle est appelée à rendre aux malades.

CATARRHE

CHRONIQUE DES BRONCHES

L'observation clinique nous montre que dans la plupart, et nous pourrions dire dans toutes les maladies chroniques, il existe un état général *asthénique* des fonctions, un ralentissement des actes organiques, entraînant un abaissement du chiffre des globules avec prédominance de la partie séreuse du sang.

Dans le catarrhe des bronches spécialement, cet affaissement général arrive d'autant plus vite et plus sûrement, que l'échange des gaz dans le poumon est entravé par la présence des mucosités formant obstacle au contact de l'air avec le sang.

Le médecin se trouve ainsi en présence d'une double indication : 1° supprimer la cause et rendre aux bronches l'énergie nécessaire pour chasser les mucosités qui les obstruent, tel est surtout le rôle de l'hydrogène sulfuré ; 2° relever la nutrition en activant toutes les fonctions organiques ; ce à quoi concourent également, mais par des procédés divers et le fer et l'hydrogène sulfuré que notre préparation présente tous deux à l'état *naissant*, à l'action des surfaces absorbantes.

Nous n'avons pas à insister sur le rôle du fer ; son action est trop connue et nous aurons, du reste, à y revenir à propos de l'anémie et des affections lymphatiques. Il suffira de rappeler sur ce point l'opinion générale que le professeur Gubler a si bien condensée en disant que le fer est le *corroborant* et le *tonique* analeptique par excellence.

Quant au *soufre*, ou mieux à l'hydrogène sulfuré, les expériences suivantes, encore inédites et que M. le Dr Laborde, chef du laboratoire de physiologie de la Faculté, a bien voulu nous communiquer, font ressortir son action sur les fibres lisses de la vie organique, c'est-à-dire aussi bien sur celles des parois bronchiques, que sur celles de l'intestin.

« Parmi les effets physiologiques, multiples d'ailleurs, si peu étudiés et si peu connus des sulfureux en général, et en particulier des eaux thermo-sulfureuses, l'un des plus remarquables est celui qui s'exerce sur les fibres musculaires lisses et par conséquent, sur les contractions du tube gastro-intestinal.

L'expérimentation, non moins que l'observation clinique, révèlent de la façon la plus nette cette *action élective* excitative de la motilité organique.

Si l'on soumet un chien bien portant au régime des eaux sulfureuses (La Raillère, Mauhourat, Cauterets), en restituant à ces eaux, à l'aide du bain-marie, le degré normal de la thermalité, en s'exposant le moins possible à l'évaporation, on ne tarde pas à voir l'animal pris de défécations, comme involontaires et bientôt diarrhéiques, et cela principalement au moment où il commence à prendre ses aliments.

C'est également ce que l'on observe, lorsque l'attention est portée de ce côté, chez les malades soumis au même régime, lorsqu'ils n'ont pas encore acquis la tolérance et si les doses prescrites ne sont pas appropriées à la capacité soit physiologique, soit morbide de l'individu.

L'expérimentation physiologique peut aller plus loin et permettre de constater, *de visu*, cette action locale des thermo-sulfureux sur la contractilité des fibres lisses de l'estomac et de l'intestin. Il suffit pour cela de pratiquer, sur un animal vigoureux (chien), une fistule gastrique suffisamment étendue pour mettre à découvert une partie de l'estomac et du duodenum, en ayant soin de soustraire, autant que possible, ces organes au contact de l'air extérieur, ce que nous faisons à l'aide d'une petite cloche transparente formant opercule.

L'expérience étant ainsi disposée (et pour la rendre encore plus facile, on peut préalablement curariser l'animal, afin d'assurer sa parfaite tranquillité), on lui administre l'eau thermo-sulfureuse, au moyen de la sonde œsophagienne, et, presque aussitôt, *on voit* entrer en contractions péristaltiques énergiques l'estomac et la partie d'intestin qu'on a sous les yeux.

Pareil effet n'est pas obtenu par l'ingestion de l'eau simple, soit froide, soit à la température de 35 à 40° centigrades.

Il n'est pas douteux qu'en raison de la constitution chimique des eaux dont il s'agit et dans laquelle prédominent spécialement les *sulfures*, il ne faille rapporter à ces derniers cette influence remarquable sur les fibres musculaires lisses et que *le principal rôle*, dans la détermination de cette influence, *appartienne en conséquence à l'acide sulfhydrique.*   Dr LABORDE.

Lorsque l'acide sulfhydrique, introduit dans le sang par l'absorption intestinale, traverse la muqueuse pulmonaire, qui est sa principale voie d'élimination, il se produit dans les parois bronchiques les mêmes contractions que le Dr Laborde a constatées dans le tube digestif.

« Une fois parvenu dans le sang, le soufre,
« agissant à la manière des *stimulants* diffu-
« sibles, fouette la circulation, élève la tempé-
« rature. L'action se fait aussi sentir du côté

« du tégument interne, spécialement vers la
« muqueuse des *voies respiratoires*. Il en
« résulte pour cette dernière une légère phlo-
« gose.

« L'action stimulante ou irritante, exercée
« par le soufre sur la peau et la muqueuse res-
« piratoire, s'explique par le passage de ce
« principe à travers les appareils sécréteurs
« de ces deux téguments. »   GUBLER.

Ainsi, tandis que le fer produit dans l'économie une stimulation puissante de toutes les
grandes fonctions (Trousseau), l'acide sulfhydrique fouette la circulation, puis s'éliminant
par la muqueuse pulmonaire, provoque les contractions des bronches.

Faut-il aussi admettre, avec quelques auteurs,
que le soufre possède une action fluidifiante des
substances albuminoïdes, qui aurait pour résultat de rendre encore plus facile l'expulsion des
mucosités bronchiques ?

Quoi qu'il en soit de cette dernière théorie,
l'effet thérapeutique du médicament est con-

stant et ne fait que confirmer les données de la physiologie.

Th. de Bordeu l'apprécie en ces termes : « Parmi toutes les propriétés qu'ont nos eaux « et dont j'ai si souvent parlé, il en est une « bien singulière, c'est de *mûrir*, comme on « dit, toutes sortes de rhume . Dès que les pre- « mières voies sont libres, elles font cracher « fort copieusement et en fort peu de temps « elles allégent le poumon et facilitent ses « mouvements. Je pourrai prouver ce que « j'avance par un nombre prodigieux d'obser- « vations (1). »   DE BORDEU.

On peut voir déjà dans cette courte citation que le moment d'appliquer les sulfureux ne se rencontre pas dans la période active, inflam-matoire de la bronchite.

Le Dr Astrié, dans une thèse souvent citée, appuie cette observation et dit que dans les maladies chroniques de la poitrine, l'emploi du

---

(1) De Bordeu, Lettres sur les eaux du Béarn. 1746.

soufre est d'autant mieux indiqué, qu'il n'existe pas de phénomène d'irritation trop vive ; qu'il n'y a pas de fièvre hectique.

Ce conseil, que nous pouvons appliquer au fer aussi bien qu'au soufre, limite et précise les indications de ces deux agents. L'un et l'autre ne doivent intervenir que quand les phénomènes aigus ayant pris fin, ont fait place à l'état chronique.

Nous ajouterons qu'il faut se garder d'augmenter trop rapidement les doses ; parce que s'il est généralement utile, pour obtenir la guérison d'une maladie chronique , de réveiller dans une certaine mesure les phénomènes aigus, il faut éviter de porter trop loin cette poussée congestive et parfois inflammatoire. L'observation VII que nous citons plus loin nous montre les inconvénients que pourrait avoir une pareille conduite.

En dehors des phénomènes catarrhe et anémie , trouvons-nous dans l'état diathésique d'autres indications à l'emploi de la médication Ferro-sulfureuse ? « Efficaces, dit Astrié, dans

« les trois diathèses morbides (scrofule, dar-
« tre, rhumatisme), qui produisent surtout et
« entretiennent l'état catarrhal, mieux que
« tous autres, les sulfureux peuvent convenir
« aux diverses formes de catarrhe. Cela est
« si réel, que *maladies catarrhales et eaux*
« *sulfureuses s'associent toujours* dans la
« pratique thermale, sans qu'on s'inquiète trop
« de leur nature. »

Enfin, le catarrhe ayant disparu, les personnes qui y sont sujettes, par suite de l'âge ou
de dispositions diathésiques, ne doivent pas se
laisser aller à une sécurité trop profonde.

Dans son traité des maladies des vieillards,
le docteur Durand-Fardel leur rappelle combien
sont faciles et fréquents les retours offensifs
du mal, et insiste sur la nécessité des mesures
préventives.

« L'action spécifique des sulfureux sur les
« sécrétions catarrhales de la muquëuse bron-
« chique, *est un des faits les mieux avérés*
« de la thérapeutique.

« Nous avons parlé déjà de l'emploi des eaux

2.

« sulfureuses pour *prévenir* les retours pério-
« diques des affections catarrhales à l'automne.
« Nous avons vu qu'il fallait choisir, pour en
« faire usage, la saison la plus favorable à la
« santé, et les prescrire après la cessation du
« catarrhe et un peu avant l'époque où on en
« prévoit le retour. » (Durand-Fardel.)

La nouvelle préparation possède d'autant
mieux cette action préventive, qu'elle permet
au malade d'avoir toujours et partout à sa disposition un médicament inaltérable, dans lequel
l'action tonique reconstituante du *fer* se combine heureusement avec l'excitation locale et
générale produite par le soufre.

Ainsi, que l'on veuille guérir les affections
catarrhales actuelles, ou s'opposer à leurs retours probables, on trouvera dans la médication *ferro-sulfureuse* un moyen d'un emploi
facile et d'une efficacité réelle.

OBSERVATION I

*Catarrhe chronique chez une dame névropa-
thique. — Échec des autres médications. — Granules Ferro - sulfureux. — Résultats remarquables.*

Communiquée par M. le docteur LABORDE

Je n'ai eu malheureusement jusqu'ici qu'une seule occasion opportune de faire l'essai thérapeutique des granules Ferro-sulfureux que vous avez eu l'heureuse idée de composer : et encore cet essai n'est-il pas, à cette heure, aussi complet que je l'eusse désiré.

Il s'agit d'un cas de bronchite catarrhale chronique, notablement exagérée par l'influence de l'état saisonnier si exceptionnel et si étrange que nous subissons, chez une dame d'une cinquantaine d'années, de constitution éminemment nerveuse.

Cette malade avait subi, depuis quatre ans environ que s'était implanté chez elle le catarrhe pulmonaire chronique, un grand nombre de médications, sans avoir jamais éprouvé que de passagères améliorations. Elle était découragée et ne consentait plus guère à se soumettre qu'à quelques prescriptions hygiéniques de minime importance.

Elle n'avait pu jusqu'à présent, à cause des exigences de sa profession (elle est maîtresse de pension), essayer et bénéficier sur place de l'usage d'une eau thermo-sulfureuse appropriée, de celle de Cauterets, par exemple, que je lui ai maintes fois conseillée.

Dans la circonstance actuelle, je lui offris, à titre de médicament nouveau (car elle n'acceptait que du nouveau) et en même temps approprié à son état, quelques-uns de vos granules.

Elle en prit d'abord un, puis deux, et alla même jusqu'à trois dans les vingt-quatre heures, ce qui, de sa part, eût été déjà une preuve qu'elle en éprouvait quelque bien, s'il n'y avait eu d'ailleurs, dans les phénomènes objectifs, une modification très-appréciable.

Cette modification qui se produisit d'une manière assez rapide, porta d'abord sur l'*expectoration*, qui devint en premier lieu plus facile et plus abondante, comme s'il y avait une véritable excitation de ce côté, et qui, ensuite, diminua peu à peu et rentra dans les limites qui marquaient habituellement l'apaisement maximum de la maladie chronique.

En même temps et comme corollaire naturel, la *toux* s'atténua singulièrement dans sa fréquence et dans son intensité. La malade entrait dans une période d'amélioration vraiment remarquable et pour elle, exceptionnelle, lorsqu'elle crut devoir abandonner complétement l'usage des granules, à cause d'un état général d'excitabilité, auquel elle était d'ailleurs prédisposée par la prédominance névropathique de sa constitution, état qui, cette fois, eut son principal retentissement du côté de l'intestin.

Elle n'a pas repris, depuis, la médication Ferro-sulfureuse; mais j'espère qu'elle y sera ramenée par le souvenir des effets véritablement avantageux qu'elle en a éprouvés une première fois. S'il en est ainsi, je ne manquerai pas de vous tenir au courant de cette observation, en la complétant.

OBSERVATION II

*Bronchite intense. — Ophthalmie catarrhale. —
Insuccès des médications interne et externe. —
Granules ferro-sulfureux. — Retour de Catarrhe
bronchique léger. — Guérison de l'Ophthalmie.*

Communiquée par le docteur de COURTYS

Lorsque mon attention eût été appelée sur les
propriétés de la préparation Ferro-sulfureuse de
M. Thomas, je résolus d'y recourir dans des circonstances que je crois devoir faire connaître.

M. de B..., âgé de 55 ans, robuste, très-intelli-
gent, avait été jadis à la tête d'une de nos grandes
administrations. Il y a deux ans, M. de B... fut
atteint d'une bronchite dont les accès prirent peu
à peu une telle violence, que souvent le malade
tombait, terrassé par une syncope. Dans une de
ces chutes, M. de B... se fractura deux côtes.
Après de longs efforts, le malade fut enfin délivré
de cette affection, qui laissa cependant après elle
un catarrhe bronchique assez peu abondant, du
reste, et auquel il ne prenait pas garde.

Cependant, vers les premiers jours d'octobre
1876, M. de B..., ayant été dans ses terres, resta

longtemps exposé au froid humide, et revint a Paris avec une ophthalmie. double des plus gênantes.

Les yeux rouges, injectés, sensibles à la lumière, étaient sans cesse noyés de larmes qui coulaient sur les joues. Le matin, les paupières étaient agglutinées par un liquide muco=purulent.

L'affection résistant aux collyres, pommades, purgatifs, etc., j'adressai le malade à M. le docteur Panas, qui diagnostiqua une ophthalmie de nature catarrhale, ce qui était conforme à mon opinion. Le traitement fut repris avec activité et varié. Un vésicatoire appliqué au bras fut entretenu et resta très-vif.

Tout cela fut absolument inutile.

Je conseillai alors au malade de suspendre tout traitement et de ne faire que des lotions à l'eau froide plusieurs fois par jour. En même temps je lui fis prendre un granule Ferro-sulfureux par jour.

Le troisième jour, sensation légère de gêne au niveau du sternum ; chatouillement dans la gorge.

Le sixième, l'expectoration commence, mais sans accès de toux, sans effort. Les yeux sont moins injectés; le vésicatoire se sèche. Deux granules par jour.

· Le dixième jour, le vésicatoire est sec, malgré les efforts faits pour l'entretenir : les yeux supportent la lumière, le malade peut lire un peu.

Les granules sont portés successivement au chiffre de trois, puis de quatre; aujourd'hui 10 janvier, je les ai ramenés à trois par jour, et voici l'état actuel :

Les yeux sont parfaitement guéris : le vésicatoire est cicatrisé. L'expectoration, qui a augmenté jusqu'en ces derniers temps, s'est toujours faite facilement, sans aucun effort; la respiration restant libre et large : depuis quelques jours elle tend à dimiuuer.

M. de B... ayant des hémorrhoïdes et une constipation habituelle qui l'ont toujours préoccupé, je craignais l'effet du fer et du soufre à ce point de vue. Les hémorrhoïdes ont légèrement augmenté; mais, grâce sans doute à l'action excitante du soufre sur l'intestin, les garde-robes sont devenues plus faciles et plus régulières qu'autrefois. Il y en a souvent deux par jour.

OBSERVATION III

*Bronchite au douzième jour chez un enfant.
— Granules de Thomas. — Expectoration facile.
— Guérison.*

Communiquée par le docteur de COURTYS

Voici le second sujet auquel j'ai prescrit les granules Ferro-sulfureux.

Un enfant de douze ans, fort développé, un peu lymphatique, était arrivé au douzième jour d'une bronchite sérieuse, et ne crachait encore que très-rarement et avec difficulté. Dans la poitrine existaient des râles sibilants nombreux et secs. La fièvre étant presque nulle, je commençai à donner un granule par jour.

Dès le troisième jour, les râles sibilants sont moins abondants, et je constate l'existence de gros râles humides. Le malade crache un peu plus souvent.

Le cinquième jour, les granules sont portés à deux par jour.

Le sixième, l'expectoration est abondante, facile ; on n'entend plus aucun râle sibilant.

Au dixième jour, le malade crachait à peine.

3

Et le douzième, je le considérai comme tout à fait guéri.

Ce qui m'a frappé dans ces deux observations, c'est la rapidité avec laquelle paraissent les râles humides, et la facilité de l'expectoration qui ne demande aucun effort au malade.

Les granules sont très-commodes à administrer aux enfants et ne déterminent aucun trouble digestif.

OBSERVATION IV

Bronchite chronique. — Expectoration abondante mais pénible. — Respiration sifflante pendant la nuit. — Emploi des granules Ferro-sulfureux.

Communiquée par M. le docteur DELZENNE

M. D... est âgé de soixante ans. D'une santé générale satisfaisante, il se plaint depuis deux ans d'une expectoration abondante en tout temps, mais beaucoup plus considérable l'hiver. La percussion et l'auscultation permettent de constater l'existence d'une bronchite généralisée avec un certain degré d'emphysème. Le malade cependant n'a jamais eu d'accès d'étouffement, mais la nuit, sa respiration est fort sifflante et parfois assez gênée pour rendre le sommeil court et agité.

M. D... a fait une saison à Enghien pendant l'été de 1876 et s'en est assez bien trouvé. Mais à l'entrée de l'automne, la toux recommençant avec plus d'intensité que jamais et le malade se plaignant de la difficulté qu'il éprouve à cracher, ainsi que de la gêne de respiration qui trouble ses nuits, je lui conseille les granules ferro-sulfureux de Thomas, d'abord à la dose de deux par jour.

Dès le quatrième jour, M. D... me fait remarquer que les crachats sont beaucoup plus abondants : « mais, ajoute-t-il, je les rejette sans effort. »

La dose fut portée graduellement à trois, puis à quatre par jour. Au bout de quinze jours, M. D... ayant accusé des maux de tête et une congestion prononcée des hémorrhoïdes, je lui conseillai de suspendre l'usage des granules. Je le fis avec d'autant moins d'hésitation, qu'à cette époque l'expectoration était excessivement rare et très-facile la respiration libre surtout la nuit, permettait le retour du sommeil : les forces, un moment déprimées étaient très-satisfaisantes.

Depuis deux mois l'amélioration ne s'est pas dé-
mentie.

A aucune époque du traitement le malade ne s'est
plaint de rapports nidoreux, ni de troubles dans
la digestion ou les fonctions intestinales.

ASTHME HUMIDE

Ce que nous venons de dire du catarrhe chronique des bronches peut, à juste titre, s'appliquer à une autre affection, dans laquelle le catarrhe joue un rôle prépondérant. Nous voulons parler de l'asthme humide auquel convient tout-à-fait la médication ferro-sulfureuse.

Si, en effet, nous sommes impuissants contre l'emphysème, lésion irrémédiable des tissus, il est un autre élément sur lequel la nouvelle préparation nous donne prise à double titre ; l'élément nerveux.

Tandis que le fer, s'attaquant à la cause prédisposante, diminue l'irritabilité du malade, et reconstitue le *sanguis moderator nervorum* si souvent appauvri chez les asthmatiques, le soufre éloigne la cause occasionnelle, en supprimant la sécrétion bronchique anormale. Beau, que cite le professeur Parrot, s'attachait beaucoup à faire ressortir ce rôle provocateur des accès joué par la sécrétion bron-

chique. « La sécrétion du mucus bronchique,
« disait-il, qui détermine la *dyspnée* dans
« l'asthme, a lieu sous l'influence de causes
« nombreuses. Le mucus sécrété par les voies
« bronchiques inférieures, s'opposant au libre
« passage de l'air, l'hématose en devient incom-
« plète et l'enrayement de cette grande fonc-
« tion se manifeste par l'oppression, qui n'est
« autre chose qu'une névralgie du pneumo-gas-
« trique. »

Cette action du soufre sur la cause directe de
l'*accès* suffirait pour légitimer son emploi dans
l'asthme. Les quelques lignes que l'on va lire
le montrent encore sous un autre aspect, celui d'un modificateur de l'état général, tandis qu'elles font bien ressortir l'avantage
d'une médication qui permet d'introduire dans
l'organisme le fer en même temps que le
soufre : « Chez le vieillard, l'emphysème et un
« *défaut de réaction* de la part des organes
« souffrants, comme de l'économie tout entière,
« sont évidemment la cause des phénomènes
« principaux. Ce défaut de réaction ne tend pas

« seulement à imprimer un cachet particulier
« à la maladie, lorsqu'elle est arrivée à la se-
« conde période ; dès le début, le mal revêt une
« forme spéciale.

« La réaction tant locale que générale est
« beaucoup moins prononcée que chez l'adulte,
« et la muqueuse elle-même, qui est le siége de
« l'affection, ne réagit qu'incomplétement con-
« tre le stimulus morbide. Un moyen que nous
« recommandons dans ce cas, parce qu'il jouit
« d'une efficacité réelle, ce sont les sulfureux.
« M. Rayer, à la Charité, en a obtenu d'incon-
« testables avantages et nous n'hésitons pas à
« affirmer que ces eaux prises à l'intérieur,
« doivent entrer dans le traitement méthodique
« de cette affection. » Max-Simon (*Bulletin de
« Thérapeutique*, 1844.)

Le rédacteur du *Bulletin* s'occupe spécialement ici des cas où le catarrhe chronique domine toute la scène. Voici maintenant de quelle
façon le professeur Parrot apprécie le traitement
sulfureux dans l'asthme, en général : « Les
« sulfureux sont employés fréquemment avec

« efficacité, et dans le traitement de l'asthme,
« les eaux minérales sulfureuses tiennent une
« place importante. Utiles, surtout quand la
« sécrétion bronchique est abondante, elles
« paraissent agir en *stimulant* les fonctions de
« la peau et de la muqueuse bronchique. Elles
« agissent *lentement*, à longue échéance, et
« leur emploi doit être renouvelé *plusieurs*
« *années* de suite, à moins toutefois que deux
« ou trois essais successifs n'aient amené aucune
« amélioration. » (*Dict. Encyc. des sciences
médicales.*)

Avant l'auteur que nous venons de citer, Bordeu qui avait bien compris le mode d'action des sulfureux dans l'asthme, avait conseillé de les faire entrer dans le régime ordinaire des malades, surtout lorsque le catarrhe était abondant. Il recommandait en outre, avec insistance, à cause de l'irritabilité de ce genre de sujets, de ne donner alors le médicament que *fort doucement* et en ménageant les doses.

Nous nous rangeons à ces avis et nous pensons qu'en faisant, pendant longtemps et à doses lentement croissantes, usage de granules *Ferro-sulfureux*, on combattra avec efficacité deux des principaux éléments du mal. Le fer, en relevant l'état général, diminuera la susceptibilité du système nerveux ; de son côté le soufre, supprimant la sécrétion bronchique, enlèvera aux accès leur cause occasionnelle la plus efficace.

OBSERVATION V

Catarrhe chronique des bronches avec accès d'asthme, causé et entretenu par des émanations chimiques. — Traitement par les granules Ferro-sulfureux. — Amélioration profonde, malgré la persistance des causes de l'affection.

Communiquée par M. le docteur DUSART

M. Em. Brzézinski, chimiste, chargé de diriger une des principales fabriques de produits chimiques des environs de Paris, se trouve très-souvent exposé à l'action de vapeurs nitreuses et chlorées.

3.

Ce malade, dans les antécédents duquel on ne trouve ni dispositions héréditaires du côté des affections pulmonaires, ni attaques antérieures de bronchite de quelque importance, fut pris, il y a trois ans, d'une très violente bronchite qui ne céda qu'avec beaucoup de peine aux moyens employés. Il conserva depuis, un catarrhe bronchique abondant, surtout pendant l'hiver où l'air des ateliers est moins facilement renouvelé. Pendant toute la mauvaise saison les accès de toux étaient tellement violents, que les aliments étaient fréquemment rejetés et que l'appétit se perdant, le malade devint anémique.

A ces premiers symptômes, vinrent bientôt, pendant le second hiver, s'ajouter des accès de suffocation nocturnes, presque quotidiens.

Vésicatoires, balsamiques, reconstituants furent successivement prescrits, mais le soulagement n'était jamais que momentané et le malade en était venu, malgré son âge, à songer au choix d'une nouvelle profession, lorsque le 20 octobre, je lui conseillai de prendre chaque jour deux granules ferro-sulfureux et d'augmenter d'un granule par jour chaque semaine, sans aller cependant au-delà de quatre granules par jour.

Au bout de douze jours, M. Brzézinski m'écrivait que les granules avaient produit chez lui une modification qu'aucun autre moyen n'avait pu jusqu'ici lui procurer. L'expectoration plus facile dès le début était, depuis trois jours, moins abondante, la respiration se faisait mieux ; les accès de suffocation nocturnes étaient moins prononcés.

La dose de quatre granules fut atteinte et maintenue pendant quinze jours, puis le malade se reposa pendant une semaine, pour reprendre enfin le traitement à la dose fixe de deux granules par jour.

Le 5 janvier, voici le résultat : Plus de suffocations pendant la nuit. Expectoration rare et très-facile ; plus d'efforts violents de toux. Les forces sont revenues et le malade m'écrivait à cette date : « Depuis ma dernière visite chez vous, l'effet du médicament se prononce de plus en plus. Si je ne puis compter sur une guérison radicale, à cause des vapeurs nitreuses et chlorées que je dois respirer encore souvent, je puis du moins affirmer que grâce à ce médicament, mon état est devenu parfaitement supportable. Sous peu, du reste, je compte passer chez vous, afin de vous permettre de constater par vous-même l'amélioration éprouvée. »

ANGINE GLANDULEUSE

ANGINE *des Chanteurs. — Des Prédicateurs.
Des Fumeurs. — Des Buveurs.*

Nous empruntons au docteur N. Guéneau de Mussy les principaux traits caractérisant cette affection très-commune et généralement trop négligée.

Rappelons d'abord les symptômes essentiels :

La voix, dans l'angine, est naturellement dure, éraillée, rauque, souvent plus basse que son timbre naturel. Le soir, après les fatigues de la journée, au milieu d'une atmosphère chaude et resserrée, elle s'éteint et s'enroue davantage et le malade est condamné au silence.

Le chatouillement laryngien devient continu, il semble, d'après l'expression du Dr Hastings, qu'une plume ou un cheveu irritent l'entrée du larynx.

Les malades affectés d'angine sont très-disposés à contracter des *rhumes* et chaque rhume détermine dans l'état de la voix une aggravation qui peut lui survivre.

Chez quelques malades c'est une *pesanteur* derrière le sternum, une gêne ou une constriction qui s'opposent à la libre pénétration de l'air. L'affection pharyngienne retentit fréquemment dans l'*oreille interne*.

La coïncidence du *coryza* avec l'angine glanduleuse est remarquablement fréquente. C'est un sentiment continuel de pesanteur, d'embarras derrière le voile du palais et à l'isthme du gosier, un chatouillement qui remonte jusqu'aux fosses nasales. Ces sensations sollicitent des mouvements de déglutition ou des efforts pour ramener en avant, par une sorte de reniflement guttural, les mucosités qui pèsent sur le voile.

Le malade éprouve des besoins d'éternuer fréquents et auxquels il ne peut résister. Le plus souvent pendant les repas, ces accidents augmentent ; le crachottement, le râclement pharyngien (que les Anglais expriment par l'expression pittoresque et imitative de *hawking*) deviennent continus et sont aussi pénibles pour les malades que pour ceux qui les entourent. Plusieurs sont obligés de renoncer à dîner en public, tant ce symptôme est incommode.

L'*expectoration* est très-peu abondante; de temps en temps, le matin surtout, après des efforts de *hemming* ou des mouvements de toux, le malade rejette quelques grumeaux visqueux, quelquefois opaques, plus souvent transparents ou légèrement opalins, ressemblant beaucoup à l'empois, comme l'a fait remarquer le professeur Chomel. Quelquefois, à la suite d'efforts d'expuition, il remarque quelques *filets de sang* mêlés aux mucosités et qui l'effraient.

Ce dernier phénomène et la longue durée du mal donnent à un certain nombre de malades une disposition hypocondriaque ou *mélancolique*. Leur énergie est abattue; ils sont tristes, inquiets, s'exagèrent leur mal, en assombrissent les conséquences.

Quels moyens opposer à cette affection extrêmement commune, désignée trop souvent sous les noms de *bronchite* et de *laryngite*, et plus sérieuse par sa durée indéfinie , par le trouble moral qu'elle suscite, que par les dangers réels auxquels elle expose ?

Ils sont de deux ordres : 1° ne respirer que la bouche fermée , afin d'éviter l'action trop directe de l'air frais sur la muqueuse, et résister avec la plus grande énergie au besoin de *hemmer*. Eloigner les causes qui produisent ou aggravent le mal, en se privant absolument de fumer, et ne parlant qu'autant que la nécessité l'exige impérieusement ;

2° S'adresser aux agents capables de modifier l'état de la muqueuse pharyngo-laryngienne.

Ici nous nous laisserons guider encore complétement par l'éminent clinicien que nous avons déjà cité plus haut.

La médication sulfureuse, dit-il, *me paraissant mériter la première place* parmi les moyens qui peuvent être opposés à l'angine glanduleuse , j'ai cru qu'il n'était pas inutile d'exposer avec quelques développements les règles qui doivent présider à son administration et les effets qu'elle produit.

Le professeur Chomel ayant remarqué la fréquente coïncidence de l'angine glanduleuse et de la diathèse herpétique, insista sur l'opportunité de l'emploi des *sulfureux* dans la maladie qui nous occupe, et les résultats obtenus sont venus apporter un nouvel argument en faveur de l'idée qu'il avait conçue sur la nature du mal.

Depuis longtemps, il faut le dire, les eaux sulfurées étaient mises en usage dans cette maladie, confondue sous le nom de bronchite et de laryngite, dans la classe des nombreuses affections catarrhales auxquelles le traitement sulfureux est appliqué avec tant de succès. « Pour ma part, j'en ai très-souvent constaté l'efficacité. *Il me semble répondre à toutes les indications de cette maladie.* »

Sous l'influence de l'hydrogène sulfuré, et à plus forte raison lorsque celui-ci est aidé par l'action du fer, l'innervation devient plus puissante, les grandes fonctions de nutrition et d'assimilation si heureusement influencées par le fer, sont plus actives. L'excitation générale se traduit localement par une augmentation de la rougeur du pharynx et du volume des glandes. Le mal semble passer à l'état subaigu et le malade attribue volontiers cette modification première à l'action d'un refroidissement quelconque.

Ces phénomènes avertissent le médecin qu'il est arrivé à la dose nécessaire. Il ne devra pas la dépasser, èt souvent même, il sera prudent de la diminuer un peu.

Ce n'est guère qu'après cette phlogose légère que le mal commence à diminuer et que l'amélioration se manifeste ; d'où la longue durée du traitement.

Ceci se comprendra d'autant plus facilement, qu'il est bien rare que la maladie ne remonte pas à plusieurs années, quand elle ne débute pas dès l'enfance et comme manifestation première de la diathèse.

Par suite, la structure des tissus se trouve profondément altérée, et *plusieurs semaines,* parfois même *plusieurs mois* s'écoulent, avant qu'une heureuse modification dans les phénomènes morbides révèle l'action curative d'un traitement qui peut se caractériser en deux mots : lenteur, sûreté.

La longue durée de ce traitement rend plus précieux les avantages de la médication *ferro-sulfureuse*, sous forme d'une préparation d'un faible volume, se conservant bien, strictement dosée, facile à prendre et n'offrant aucun inconvénient, ni au moment de son administration, ni pendant son séjour dans le tube digestif.

OBSERVATION VI

Angine glanduleuse. — Catarrhe de la trompe d'Eustache. — Surdité à gauche. — Epaississement de la membrane du tympan. — Granules ferro-sulfureux. — Profonde modification de la gorge. — Plus de Catarrhe de la trompe.

Communiquée par M. le docteur DUSART

Dans le courant de l'été 1876, je fus appelé à donner mes soins à Mademoiselle Jeanne D..., âgée de 12 ans, forte, bien développée, qui m'offrit les particularités que je vais signaler rapidement.

La voix rauque se voile très-rapidement et présente le timbre élevé particulier aux personnes dont l'ouïe ne possède pas l'acuité normale. Je m'aperçois en effet que, du côté gauche, une montre n'est pas entendue à plus de 5 centimètres de distance, tandis que du côté droit l'ouïe peut encore se faire à 60 centimètres. L'examen de la gorge me montre des amygdales énormes, rouges et toute la paroi de l'arrière-gorge d'un rouge foncé et mamelonnée. A la mâchoire inférieure, les gencives sont tuméfiées et sensibles de chaque côté au niveau des dernières grosses molaires dont l'éruption n'a pas encore eu lieu. Plusieurs fois par semaine, il se produit un peu d'écoulement par l'oreille gauche.

Je prie mon excellent confrère et ami le docteur Gellé, si compétent en semblable matière, d'examiner la jeune malade, au point de vue de l'appareil auriculaire, et nous constatons que, du côté gauche, la membrane du tympan est épaisse, non transparente, profondément déprimée vers le marteau.

L'insufflation de l'air par la trompe est difficile et produit un gargouillement caractéristique du catarrhe de la muqueuse.

A droite, la membrane tympanique beaucoup moins malade est cependant molle et moins transparente qu'à l'état normal.

Le docteur Gellé conseille des applications de teinture d'Iode au fond de la gorge, remplacées plus tard par le Perchlorure de fer ; de faire deux fois par jour les insufflations par les fosses nasales et de donner des toniques et du fer.

Après trois mois de ce traitement, l'état de la gorge est sensiblement modifié ; mais les grosses molaires n'ont pas encore paru, et le travail qui se produit de ce côté entretient toujours un certain état d'irritation. Le catarrhe de la trompe n'a pas cédé à gauche, et la membrane tympanique est dans le même état.

A droite, les progrès sont beaucoup plus sensibles ; l'audition se fait à une distance de 85 centimètres ; la membrane est moins enfoncée, plus transparente.

Le docteur Gellé conseille d'insister sur les ferrugineux et de donner des Eaux-Bonnes.

Celles-ci étant mal tolérées, je songe aux granules de J. Thomas, à la fois sulfureuses et ferrugineuses et faciles à prendre, surtout chez des enfants.

Ayant porté rapidement la dose à quatre granules par jour, je déterminai chez la malade une véritable *poussée*, caractérisée par rougeur de la gorge, avec difficulté d'avaler et douleur à la déglutition. La jeune malade ne sent plus pénétrer l'air dans l'oreille gauche.

Le docteur Gellé, l'ayant alors examinée de nouveau, trouva la membrane du tympan injectée, ayant perdu en partie l'aspect blanc nacré qu'elle possédait auparavant. L'air, fortement insufflé, pénètre avec beaucoup de peine et en produisant des gargouillements muqueux plus prononcés que d'habitude.

La malade cesse les granules pendant huit jours, puis les reprend à la dose de deux par jour, un en commençant chaque repas.

Aujourd'hui, après un mois, tout phénomène catarrhal a disparu du côté de la trompe ; l'air pénètre sans produire de bulles ; la membrane est beaucoup moins déprimée, presque droite, moins opaque.

L'oreille droite est à l'état normal.

Du côté de la gorge, les amygdales ont diminué de moitié, et quoique les molaires commencent à se montrer depuis cinq jours, toute la gorge est rosée et ne présente plus la surface mamelonnée d'un rouge foncé que nous avions constatée au début. La voix est remarquablement claire et bien timbrée.

CATARRHE COMPLIQUANT LA PHTHISIE

Que peuvent faire contre l'évolution des tubercules le soufre et le fer? Rien, selon nous, du moins comme agents s'adressant directement à la lésion. Nous ajouterons qu'ils peuvent nuire lorsqu'ils ne sont pas administrés d'une façon judicieuse.

Mais si, au lieu de ne considérer que la lésion en elle-même, nous portons notre attention sur les sujets qu'elle frappe, nous trouvons, chez un grand nombre, deux éléments qu'il n'est pas possible de négliger. Citons en première ligne, cette dépression profonde de la phthisie *torpide* ou scrofuleuse, qui justifie si bien le mot du D* Pidoux : « La phthisie est une maladie chronique *qui finit*. » Le malade *s'éteint*, tandis que le parasite qui s'est implanté dans ses tissus se développe avec d'autant plus de vigueur, que la vitalité plus défectueuse du sujet ne lui offre plus aucune résistance.

Pour retarder les progrès du mal, pour

enrayer sa marche dans la limite du possible, il faut recourir aux modificateurs de nutrition, au phosphate de chaux et au fer. Nous n'avons pas à parler ici du premier; quant au second, la forme de phthisie dont nous nous occupons n'est pas de celles où les dispositions constitutionnelles font redouter la production des hémoptysies. En pareil cas, l'indication de relever les grandes fonctions de l'économie domine toute la situation et prime les autres données. Il est vrai que bien des médecins ne s'effraient pas des hémoptysies produites par les sulfureux, et nous pourrions citer ici d'éminentes autorités, telles que Pidoux, etc. Cependant nous avouons qu'en dehors des cas franchement *torpides*, *scrofuleux*, nous hésiterons toujours à affronter l'action doublement excitante du traitement ferro-sulfureux.

Le second élément qui, chez les phthisiques, justifie le recours à la médication ferro-sulfureuse, est constitué par le *Catarrhe*.

Quand celui-ci est abondant, son action est d'autant plus sensible, qu'en obstruant les bronches, il contribue à gêner l'hématose et à affaiblir le malade.

Voici comment le D\u02b3 Durand-Fardel formule cette indication : « Ce que l'on a à attendre des « sulfureux est ceci : action résolutive du ca- « tarrhe bronchique; action résolutive des en- « gorgements pulmonaires (congestion, pneu- « monie) ; action générale reconstituante , « laquelle paraît être subordonnée à l'action « locale résolutive.

« Mais les sulfureux sont naturellement ex- « citants; il faut donc les réserver pour les « constitutions torpides, molles, lymphatiques, « scrofuleuses ; pour les altérations d'un ca- « ractère actuellement plutôt passif qu'actif, « stationnaire surtout et depouillé de tout élé- « ment fébrile (1). »

Ajoutons enfin avec Pidoux, que la phthisie, qui n'est souvent que la dernière étape d'une race dégénérée qui finit, est aussi multiple et

---

(1) Durand-Fardel. *Traité des Maladies Chroniques.*

4

diverse que les maladies qui ont excité cette dégénération.

Ce sont ces dernières qui impriment à la naissance, à la marche, aux formes, aux variétés et par conséquent au pronostic et au traitement de la phthisie, ces caractères particuliers et différentiels.

Ainsi le traitement sulfureux offrirait les plus grandes chances, sinon de guérir, tout au moins d'arrêter le mal dans ses progrès, quand le phthisique conserve et manifeste encore les éléments plus ou moins prononcés d'une autre maladie constitutionnelle, telle que la scrofule, la dartre, le rhumatisme ou la goutte, la chlorose, l'hypocondrie ou les névropathies diverses, transmises par les ascendants (Pidoux).

En un mot, ce n'est pas la phthisie qu'il faut avoir en vue, ce sont les phthisiques.

C'est en suivant cette ligne de conduite que l'on pourra invoquer utilement et sans danger l'action du fer, que les granules Ferro-sulfureux introduisent à l'état naissant; de l'hydrogène sulfuré qu'ils dégagent, et dont l'organisme s'imprègne peu à peu, d'une façon sûre, continue et pour ainsi dire inconsciente.

En commençant par un granule Ferro-sulfureux par jour, au commencement du repas, et augmentant d'un granule tous les huit ou quinze jours, le médecin se mettra sûrement à l'abri de tous les inconvénients.

Il est bien rarement nécessaire d'élever, au-dessus de quatre granules, la dose quotidienne prescrite, et il est toujours très-facile, en observant les symptômes présentés par le malade, de saisir le moment où il convient de se maintenir à une dose stationnaire ou même graduellement décroissante.

Si nous pouvons dire ici, comme Bordeu à propos de l'asthme humide, que les malades devraient, quand l'indication est nettement tracée, faire entrer la médication ferro-sulfureuse presque dans leur régime ordinaire, nous pouvons répéter ces paroles déjà citées, qu'il faut la suivre longtemps, *fort doucement* en *ménageant* les doses.

L'observation que nous citons ici prouve que,

même quand la dose a été exagérée pour une cause quelconque, il est facile d'apaiser le petit orage qu'elle soulève, sans suspendre complétement le traitement.

OBSERVATION VII

Phthisie torpide. — Expectoration abondante. — Granules Ferro-sulfureux. — Amélioration locale et générale. — Retour des forces.

Communiquée par M. le docteur DELZENNE

La première fois que j'eus l'occasion d'employer les granules Ferro-sulfureux de Thomas, ce fut dans les circonstances suivantes :

Un facteur d'un des principaux magasins de nouveautés de Paris, le nommé B... âgé de 26 ans, très-grand, à la démarche et à la parole lentes, aux pommettes saillantes et rouges, me fit appeler pendant l'hiver 1875-76. Je le trouvai dans une loge de concierge, étroite, humide et mal éclairée. Il présentait au sommet du poumon gauche les signes caractéristiques de la tuberculisation, et l'appareil fébrile était si intense, que je craignis pendant quelques jours l'explosion d'une phthisie aiguë.

Cependant les phénomènes les plus inquiétants furent promptement conjurés et le malade entra en convalescence. Après avoir relevé l'appétit et les forces par la solution du lacto-phosphate de chaux de Dusart, je l'envoyai dans son pays aux environs de Troyes. Il en revint dans un état général satisfaisant, mais en conservant une toux fréquente, avec expectoration abondante de crachats blancs, aérés. A l'auscultation, je retrouvai au sommet gauche, dans le quart supérieur du poumon, des râles cavernuleux très-nets et bien caractérisés. Tout autour et jusqu'en bas du poumon du même côté, on entendait de gros râles de bronchite, sans craquements, et coïncidant avec une sonorité parfaite du thorax.

L'été de 1876 se passa dans d'assez bonnes conditions; le malade crachait toujours beaucoup et avec assez de facilité : les sueurs étaient abondantes et cependant les forces se maintinrent assez pour permettre à B... de faire ses 27 jours de réserviste, dans une situation peu fatigante, à la vérité.

Mais vers la fin d'octobre 1876, l'état du malade inspira de nouveau de graves inquiétudes. Les mucosités bronchiques déterminaient des accès de toux, suivis de vomissements bilieux et alimentaires, une et souvent même plusieurs fois par jour.

Le malade ne mangeait plus, se plaignait de sueurs profuses et ne dormait que fort peu.

C'est alors que ayant eu connaissance des recherches de M. Thomas, je prescrivis ses granules ferro-sulfureux dans l'espoir d'agir sur les sécrétions bronchiques qui mesemblaient dominer toute la scène. Je conseillai au malade de commencer par deux chaque jour.

Au bout de quatre jours, l'expectoration étant beaucoup plus facile et les vomissements moins fréquents, à cause de l'absence d'efforts, le malade se dit que cinq ou six granules feraient bien mieux encore.

Malheureusement après six jours de ce régime, il dut me faire appeler, se plaignant d'une toux pénible, sèche, avec point de côté à gauche; fièvre etc., pas de crachats sanglants cependant.

Après avoir constaté que je n'avais affaire ni à une pneumonie, ni à une pleurésie, mais à une congestion très-vive du poumon gauche, je m'informai des causes et ne tardai pas à apprendre quelle imprudence avait été commise.

Un vésicatoire, un looch kermétisé, le repos;

telles furent mes prescriptions. Elles suffirent et huit jours après, le malade se promenait. Au sommet du poumon, l'étendue des lésions tuberculeuses avait fort peu augmenté, ainsi que je pus m'en assurer.

Après quinze jours de repos, je recommençai l'usage des granules de J. Thomas en recommandant de n'en prendre qu'un par jour pendant quinze jours. Cette fois, je fus parfaitement obéi.

Voyant que le médicament bien toléré, ne provoquait ni diarrhée, ni constipation et ne produisait pas de rapports sulfhydriques, je conseillai deux granules par jour qui furent pris pendant six semaines.

Aujourd'hui, 8 janvier 1877, je constate que B... crache très-peu, ne vomit plus jamais et dort bien. L'appétit est bon et la respiration s'est tellement améliorée que le malade peut monter trois et même quatre étages sans trop de fatigue, tandis qu'il y a trois mois, il ne pouvait franchir vingt marches sans être absolument essoufflé.

Les sueurs ont disparu. Au sommet gauche, plus de râles ; expiration très-rude, presque soufflante ; retentissement de la toux, dont l'accès détermine la production de quelques craquements.

En somme, les granules de Thomas me semblent

avoir agi tout à la fois comme ferrugineux en relevant les forces, et comme sulfureux en tarissant les sécrétions bronchiques et rendant la respiration ample et facile.

DARTRES. — DIATHÈSE HERPÉTIQUE

Les mots dartres et soufre se rencontrent presque toujours ensemble. (Patissier, Rapport Acad., 1854.)

« Sans admettre, dit M. Guéneau de Mussy, que le *soufre* soit un médicament spécifique , dans les maladies dartreuses, au même titre que le quinquina dans les fièvres palustres, ou que le mercure dans les accidents secondaires syphilitiques, l'expérience a prouvé que ce médicament jouissait d'une efficacité réelle et vraiment *spéciale* dans un grand nombre de formes chroniques de l'herpétisme.

On admet généralement qu'il peut modifier l'état constitutionnel dont la lésion cutanée est une expression. »

Cette action sur les fonctions et par suite sur les maladies de la peau est attribuée par tous les physiologistes et par les thérapeutistes à l'élimination, à travers les glandes sudoripares, du soufre transformé en hydrogène sulfuré. Le professeur Gubler émet même l'opinion que ce n'est peut-être pas sous forme d'acide sulfhydrique que se produit cette élimination, mais sous celle d'une essence sulfurée.

Quelle que soit l'hypothèse admise, il reste un fait certain, incontesté, c'est que le *soufre*, éliminé par les muqueuses et par la peau, ne traverse pas ces téguments sans en modifier la vitalité. Il en résulte une excitation notable et le passage des affections de nature herpétique de l'état chronique à un état subaigu plus favorable à la guérison.

Nous disons affections de nature herpétique, et non affections cutanées, car ce n'est pas uniquement sur la peau que se concentre l'action de la diathèse herpétique. Les muqueuses pulmonaire et intestinale subissent également ses atteintes, et l'on voit fréquemment le mal passer du tégument externe au tégument interne, et réciproquement. De là, la doctrine des répercussions et cette autre conséquence, qu'un même médicament peut s'appliquer à des maladies dont le siège varie, mais dont la nature est la même.

Nous en trouvons un exemple frappant dans l'histoire de l'angine glanduleuse.

Nous avons rappelé plus haut que, pour M. Guéneau de Mussy, le soufre était le meilleur modificateur de cette maladie. Grisolle confirme ce jugement et spécifie même que les cas où ce médicament produit les effets les plus sûrs, sont précisément ceux où l'on observe la coïncidence de la lésion interne avec les boutons d'acné, la couperose et d'autres éruptions de la peau : « Comme si, ajoute ce professeur, *ces diverses lésions étaient l'expression de la même diathèse.* »

Aujourd'hui ce n'est plus sous forme d'hypothèse que l'on présente ce rapprochement, mais sous celle d'une loi admise par tous. Gubler, Guéneau de Mussy, Pidoux, presque tous les observateurs font la même remarque à propos du catarrhe chronique des bronches : « Quand le catarrhe peut être imputé à une « diathèse herpétique ou scrofuleuse, écrit

« M. Guéneau de Mussy, les sulfureux qui font
« cesser la sécrétion morbide, font cesser en
« même temps la toux. »

Même observation à propos des affections
superficielles de l'utérus. Durand-Fardel s'exprime ainsi à ce sujet : « Les sulfureux sont
« d'abord indiqués dans les maladies utérines
« qui se rattachent à la diathèse herpétique.
« *Sur ce terrain, même, ils ne peuvent*
« *guère être suppléés.* »

Si nous reportons notre attention sur les maladies de la peau, nous ne tardons pas à en rencontrer un certain nombre, qui, tout en restant
parfaitement indépendantes de la diathèse herpétique, n'en réclament pas moins l'emploi des sulfureux. Le professeur Hardy, formulant le traitement de l'*Eczéma*, en établit ainsi l'indication :
« Les préparations sulfureuses à l'intérieur ou
« à l'extérieur doivent être réservées à ces cas
« d'eczéma développés chez des sujets à tempérament lymphatique peu prononcé, chez
« lesquels la maladie a de la tendance à se perpétuer. On ne doit y recourir que lorsque la

« maladie est arrivée à la troisième période.

« On les emploie aussi avec avantage pen-
« dant la convalescence et même après la dis-
« parition de toute éruption, pour consolider
« la guérison. »

Ces quelques citations nous montrent combien
l'horizon s'élargit toutes les fois que l'on s'occupe des maladies chroniques produites et
entretenues par ces grandes dispositions générales que l'on appelle des diathèses. L'influence de celles-ci se retrouve à chaque pas
et ce sont elles qui donnent un cachet spécial
à chaque localisation qu'elles déterminent. Ce
sont elles aussi qui indiquent dans quel ordre
d'agents il faut puiser ces modificateurs dont
l'action, pour être profonde et décisive, demande
à être continuée avec une persévérance que l'on
rencontre trop rarement.

LYMPHATISME — SCROFULES

Les mots lymphatisme, scrofule éveillent fatalement dans l'esprit l'idée d'atonie générale et de dépression, tant morale que physique.

Cette impression est d'autant plus légitime, que ce qui fait le caractère propre de ces états diathésiques, c'est le ralentissement de la circulation sanguine, aussi bien que de la circulation des liquides blancs. Sous cette double influence l'individu reste *froid*, sans énergie ; ses chairs, pâles et molles, sont gorgées de sucs nourriciers qu'il ne peut assimiler (Potain); tandis que les vaisseaux blancs et les ganglions sont eux-mêmes obstrués par la stagnation de la lymphe.

Ce défaut de réaction est si frappant, que de tout temps le vulgaire a attribué aux affections scrofuleuses le nom d'HUMEURS FROIDES.

Pour tirer les fonctions de nutrition de leur état de torpeur et leur rendre une activité normale, on a l'habitude de recourir à un certain nombre d'agents dont nous n'avons pas ici établir la valeur comparative. Nous appellerons seulement l'attention sur deux substances que leur action physiologique indiquait naturellement.

C'est d'abord le FER auquel on a demandé une stimulation de l'estomac et de l'intestin, le réveil des grandes fonctions de nutrition (Trousseau) et la transformation en globules rouges des éléments blancs de la lymphe.

C'est ensuite le SOUFRE que depuis longtemps la médecine populaire a fait intervenir, sous forme d'essences sulfurées, par l'emploi des *Antiscorbutiques* et que les médecins recherchent dans les eaux minérales des Pyrénées. « Les
« sulfureux, dit M. Durand-Fardel, se trouvent
« généralement indiqués chez les individus
« affaiblis, peu excitables, les *lymphatiques*
« surtout, les *scrofuleux* également, auxquels
« ils offrent une médication sinon spéciale, du
« moins parfaitement *appropriée*.

« C'est aux eaux sulfurées qu'est attribuée
« en France la spécialisation relative au traite-

« ment de la scrofule. Les auteurs qui ont écrit
« sur les eaux minérales de cette classe, ré-
« clament pour elles toutes les formes de la
« scrofule et *sont unanimes* pour attacher
« une valeur considérable à cette médica-
« tion (1). »

De même Trousseau et Pidoux nous disent
à propos des sulfureux : « Ils sont tous les jours
« efficacement employés contre cette grande
« classe de maladies constitutionnelles qui for-
« ment *plus de la moitié* des maladies chroni-
« ques, et qui est caractérisée par l'excès et
« l'altération des tissus et des fluides blancs
« de l'économie animale (lymphatisme, stru-
« mes, écrouelles ; affections réunies aujour-
« d'hui sous la dénomination générique de scro-
« fules). » (*Traité de Thérapeutique.*)

Le *soufre* en effet, par la stimulation générale
qu'il provoque, fouette le sang, élève la température, excite les fonctions de la peau, active
enfin l'élaboration et la transformation des élé-

---

(1) Durand-Fardel. *Eaux minérales.*

ments lymphatiques et, par suite, fait cesser la pléthore humorale.

La médication Ferro-sulfureuse a cet avantage que nous avons déjà signalé, d'indiquer à l'organisme le Fer et l'Hydrogène sulfuré tous deux à l'état naissant, c'est-à-dire dans d'excellentes conditions d'activité. Elle remplit donc le double but que nous venons d'indiquer.

Si d'autre part on fait intervenir, à l'extérieur, l'Iode qu'il est aujourd'hui si facile d'appliquer sous forme de *Coton Iodé*, on peut tout à la fois provoquer la disparition des glandes et améliorer l'état général. Il ne faut pas perdre de vue que ce que l'on recherche ici, ce n'est plus, comme dans les maladies aiguës, une modification immédiate et passagère d'une fonction physiologique plus ou moins profondément altérée par une cause occasionnelle, mais au contraire une transformation profonde des actes de la vie organique et de toutes les grandes fonctions de l'économie.

Un résultat aussi considérable ne peut s'obtenir en un court espace de temps, quelque puissant que soit le modificateur auquel on s'adresse. Ce dernier ne pourra produire des effets pleinement satisfaisants qu'à la condition de l'employer pendant longtemps et de le faire, pour ainsi dire, entrer *dans le régime* des malades.

Pour y arriver, la meilleure façon de procéder est la suivante : Le malade prendra d'abord un granule Ferro-sulfureux par jour, pendant huit jours. Pendant la seconde semaine, il en prendra deux par jour et si on n'observe pas de phénomènes de réaction trop vive, on donnera trois granules par jour pendant la troisième semaine. On peut facilement arriver ainsi dans la plupart des cas à administrer quatre granules par jour. On suspend ensuite tout traitement pour le reprendre après quelques jours de repos ; ou bien encore, on le continue en diminuant la dose quotidienne, dans la proportion observée pour l'accroissement.

Les granules se prennent toujours immédiatement, avant ou au début du repas.

ARTHRITISME — RHUMATISME — GOUTTE — GRAVELLE

Parmi les Arthritiques , rhumatisants ou goutteux, il en est un certain nombre auxquels le soufre et le fer ne sont nullement indiqués. Ce sont les sujets pléthoriques et ceux qui souffrent *actuellement* de phénomènes inflammatoires du côté du cœur ou des articulations. L'indication qu'ils fournissent est bien mieux remplie par les alcalins.

Mais aucun praticien ne commettrait l'erreur d'appliquer indistinctement les alcalins à tous les arthritiques. Ici, plus peut-être que dans les autres diathèses, il faut considérer bien plus les forces du sujet que la nature de son mal. Il suffit, pour s'en convaincre, de se rappeler le degré d'anémie dans lequel le rhumatisme plonge si rapidement les malades qu'il atteint et dont la convalescence serait rendue interminable par l'intervention des alcalins.

Lorsque les phénomènes inflammatoires ont complétement cessé, lorsque la convalescence est franchement établie, le moment de recourir à la médication *Ferro-sulfureuse* arrive à son tour et l'on peut la prescrire utilement, pourvu toutefois qu'on le fasse avec beaucoup de modération, à cause de la susceptibilité particulière de ce genre de convalescents.

Cette médication sera encore utile dans les états de langueur, d'épuisement, de douleurs lentes ou aiguës qui effleurent tous les organes, sans constituer une maladie distincte, sur lesquels Patissier appelait spécialement l'attention à propos des eaux sulfureuses et que l'on ne peut guère modifier qu'en réveillant dans l'organisme une réaction favorable.

Lambron attribue à l'action fortement *réparatrice* des sulfureux les heureux résultats qu'on en obtient dans les rhumatismes vagues, mobiles, erratiques.

C'est en vertu de cette action *réparatrice* dont parle Lambron, que la médication Ferro-sulfureuse, administrée dans les périodes de calme complet, met l'organisme dans les meilleures conditions de résistance aux retours offensifs du mal, en même temps qu'elle fait disparaître tous ces états douloureux vagues dont se plaignent les rhumatisants et qui tiennent surtout à leur grand état de faiblesse.

GRAVELLE. — Nous ne connaissons jusqu'ici aucun cas de gravelle dans lequel on ait fait intervenir l'action de nos préparations Ferro-sulfureuses ; cependant nous appelons l'attention des médecins sur certaines analogies qui nous semblent de nature à encourager un tel essai.

Ainsi la plupart des remèdes qui ont joui d'une grande réputation dans le traitement de la gravelle présentent un caractère commun, celui de contenir une très-notable proportion de *soufre*. Nous pourrions citer les plantes *antiscorbutiques*, dans lesquelles les anciens avaient une grande confiance pour le cas spécial qui nous occupe et dont toute l'action est due à une essence sulfurée.

Bordeu disait des Eaux sulfureuses : « Notre

« remède fait souvent rendre des graviers, des
« glaires. » Et ce jugement a été confirmé de
nos jours par les médecins des stations thermo-
sulfureuses.

Enfin on trouve en Hollande et dans tout le
nord de la France un remède populaire contre
la gravelle et qui mérite sa réputation : c'est
l'*Huile de Harlem*, qui n'est autre chose qu'une
solution saturée de *soufre* dans des essences
de genévrier, de térébenthine, etc.

L'action des sulfureux sur le système génito-
urinaire n'est pas contestable. On a vu même
assez souvent des écoulements chroniques de
l'urèthre, *gouttes militaires*, etc., que les
Eaux sulfureuses guérissaient définitivement
après les avoir légèrement avivés.

D'autre part, les malades qui ont été soumis
à la médication *Ferro-sulfureuse* ont accusé
une certaine excitation génésique que l'on peut
rapporter un peu au fer, mais surtout au soufre,
et une sensation d'ardeur dans le canal de
l'urèthre pendant la miction.

Il nous semble que ces faits doivent encoura-

ger les observateurs et que l'on peut se demander si le sulfure de fer n'est pas appelé à
rendre de très-réels services, non pas à tous les
graveleux (nous ne croyons pas aux spécifiques), mais plus spécialement à ceux d'entre
eux qui présentent un état marqué d'atonie et
de faiblesse.

SYPHILIS

CACHEXIE MERCURIELLE. — CACHEXIE SYPHILITIQUE

Lorsque la syphilis envahit l'organisme, deux circonstances peuvent se présenter : ou bien le malade est d'abord vigoureux, et alors le virus inoculé tendra de jour en jour à l'affaiblir et à le pousser vers un état cachectique que l'action prolongée des mercuriaux ne fera qu'augmenter. De telles conditions justifient l'emploi simultané du fer et des composés hydrargyriques que les médecins ont adopté chez tous les malades sans distinction.

D'autres fois, la syphilis frappe un sujet déjà débilité et sous le coup d'une cachexie antérieure. Dans ce dernier cas, il est très-fréquent de voir les mercuriaux rester tout à fait sans action : *ils ne mordent pas.* Aussi voit-on Ricord et les syphilographes les plus expérimentés faire subir à ces malades un traitement préparatoire par les toniques et les ferrugineux, et n'ordonner les préparations mercurielles que lorsque l'état général a été suffisamment relevé.

On voit par ce que nous venons de dire, qu'à toutes les périodes de la maladie, les syphilitiques doivent recourir au FER.

Quant au *soufre*, il nous semble bien facile également de légitimer son emploi dans le traitement de la même diathèse.

Nous rappellerons d'abord que beaucoup de médecins, considérant, ainsi que le professeur Gubler, le soufre comme pierre de touche de la syphilis, envoient aux stations thermo-sulfureuses les malades dont les accidents obscurs, mal déterminés, font soupçonner l'existence d'une syphilis larvée.

D'autre part, certains malades, après avoir obtenu de très-bons résultats de la médication hydrargyrique, voient leur état rester stationnaire; le mercure semble avoir perdu son action, et le malade languit sous la double cachexie syphilitique et mercurielle. Si le soufre intervient à ce moment, la scène change et l'amélioration reprend sa marche en avant. Que s'est-il passé dans ce cas ? Le soufre, en sa qualité d'excitant diffusible, a-t-il rendu aux diverses fonctions l'énergie momentanément disparue ? Ou bien, comme beaucoup d'auteurs l'admettent, a-t-il provoqué la dissolution et l'élimination des composés albumino-hydrargy-riques formés au sein des tissus ? Peut-être doit-on admettre cette double action. De quelque façon qu'on l'interprète, le fait existe et a été mis hors de doute par les observateurs.

« Il est des individus qui, par suite de con-
« ditions constitutionnelles, sans doute, quel-
« quefois en vertu de traitements tardivement
« ou mal dirigés, présentent une résistance
« opiniâtre à l'action des agents spécifiques.
« Un véritable état cachectique finit par se dé-
« velopper. Il paraît hors de doute que la com-
« binaison des Eaux sulfureuses avec les pré-
« parations mercurielles ou iodurées est par-
« faitement propre à faire cesser cette inertie
« de la médication. (DURAND-FARDEL.) »

« [Non-seulement la médication thermo-
« sulfureuse combat utilement les accidents
« syphilitiques, en rendant au mercure et à
« l'iode des propriétés qu'ils n'avaient plus,
« mais elle stimule encore l'organisme, elle
« rétablit les fonctions languissantes, celle de
« la nutrition surtout, et elle est un des princi-
« paux remèdes à opposer à la cachexie syphi-
« litique. »   (LANCEREAUX.)

« Elles (les Eaux sulfureuses) sont efficaces
« pour remédier aux cachexies syphilitiques,
« et facilitent la cure de la maladie chez les
« sujets lymphatiques, en améliorant leur tem-
« pérament. Elles sont les adjuvants les plus
« puissants des spécifiques (mercure et iodure
« de potassium). Elles leur donnent une acti-
« vité curative bien plus grande. Chez certains
« sujets qui ne pouvaient tolérer les prépara-
« tions mercurielles, elles enlèvent à ces re-
« mèdes leur influence morbide, pour ne leur
« laisser que leur influence spécifique et répa-
« ratrice.   (GIGOT-SUARD) (1). »

(1) *Société d'hydrologie*, 1856.

L'action du soufre doit encore être envisagée
à un autre point de vue. D'après Pelletan, les
Indiens qui travaillent aux mines de mercure,
recourent aux Eaux sulfureuses pour prévenir
le tremblement et les autres accidents de la
cachexie mercurielle.

Sans rechercher des exemples qui peuvent
être mis en doute, nous dirons que d'après
Fontan, d'Espine, Durand-Fardel et beaucoup
de syphiliographes, les Eaux sulfureuses, données concurremment avec le mercure, *pré-
viennent la salivation.*

« Un autre effet de la médication par les Eaux
« minérales (sulfurées), c'est l'absence de sali-
« vation, malgré les doses élevées de mercure,
« ou encore la cessation rapide de cet accident,
« si déjà il s'est montré.

« Les Eaux thermales sulfureuses l'empor-
« tent sur toutes les autres classes d'Eaux mi-
« nérales, lorsqu'il s'agit d'aider à la curation
« de la syphilis ou d'en rappeler les acci-
« dents.   (LANCEREAUX) (1).

____

(1) *Traité de la Syphilis.*

Résumant en quelques mots l'action des sulfureux administrés concurrement avec le mercure, le Dr Gigot-Suard s'exprime en ces termes :
« Elles (les Eaux sulfurées) n'augmentent pas
« seulement l'action des mercuriaux, elles pré-
« viennent leurs accidents. Elles guérissent
« ceux qu'ils ont produits et jusqu'à la ca-
« chexie mercurielle, ce degré extrême des al-
« térations causées par ces médicaments (1). »

Ce jugement peut être considéré comme le résumé d'une discussion importante soutenue au sein de la Société d'Hydrologie, et à laquelle avaient pris part Ricord, Durand-Fardel, Lambron et les principaux médecins, qui, en France, étudient l'action des Eaux minérales.

On voit par ce qui précède que le fer et le soufre jouent, à titre d'adjuvants, un rôle important dans le traitement des affections syphilitiques. La médication Ferro-sulfureuse qui présente ces deux agents *à l'état naissant*, c'est-à-dire dans les conditions les plus favo-

---

(1) *Société d'Hydrologie*, 1876.

rables à leur activité, remplace par une préparation unique, bien définie et facile à administrer, la médication complexe et trop
sujette à variation par les ferrugineux et les
Eaux minérales.

C'est à ce titre que nous appelons sur elle
l'attention du corps médical.

ANEMIE—CHLOROSE—CONVALESCENCES

Il est très-fréquent de voir les sulfureux rendre tout à fait à la santé des anémiques qui avaient vainement essayé de toutes les prépaations ferrugineuses.

Ce résultat n'a rien qui doive nous étonner : ce qui fait surtout défaut chez les malades de cette catégorie, ce n'est pas tant le fer que la possibilité de l'assimiler. C'est là qu'il faut chercher la raison de tant d'insuccès de la médication ferrugineuse.

Une autre cause non moins active intervient encore, et nous la trouvons nettement formulée dans les lignes suivantes, empruntées à un auteur que nous ayons déjà bien souvent cité :
« Il ne faut pas s'en tenir au fait de l'amoin-
« drissement des globules sanguins ; il faut
« analyser avec soin l'*ensemble* de la santé et
« l'on trouvera toujours quelque circonstance
« plus ou moins afférente à l'état anémique lui-

« même et qui réclamera une part importante
« ou même dominante dans l'indication.

« Cette circonstance touchera, ou à l'héré-
« dité, ou à la constitution originelle, ou aux
« maladies antérieures, où à la prédominance
« de certains troubles fonctionnels, ou à quel-
« que complication. Il ne faut donc pas tant
« chercher du fer, dans le but de remédier à
« l'altération du sang, qu'une médication com-
« plexe qui s'applique aux circonstances ac-
« cessoires ou capitales dont nous supposons
« l'existence. (Durand-Fardel) (1). »

D'après Cl. Bernard on ne saurait donner trop
d'attention à l'action que les ferrugineux exer-
cent directement sur la muqueuse digestive.
Toutes les parties de la membrane qui en sont
touchées prennent une circulation plus active.
Le fer est donc d'abord un excitant direct.

Une fois introduit dans le sang, le fer, d'a-
près Richter, serait apte à rétablir la tonicité
affaiblie du système vasculaire. Il réveillerait

---

(1) *Traité des Maladies chroniques.*

en outre dans l'organisme entier l'énergie des fonctions végétatives et la force plastique.

(Trousseau).

Cette action générale du fer, jointe à celle qu'il exerce directement sur la matière colorante du sang (Hayem-Gubler) ne suffit pas toujours, nous l'avons dit déjà, pour relever les forces du malade. Il faut alors s'adresser à un autre agent et lui demander le complément d'action nécessaire.

Cet auxiliaire devra nécessairement varier autant que les dispositions générales du sujet. Amers, alcalins, purgatifs, trouvent tous leur indication, selon les cas. Pour les *sulfureux* on devra les prescrire aux anémiques chez lesquels la scrofule, l'herpétisme, la syphilis, transmises héréditairement ou acquises, auront contribué à ralentir les actes organiques. Nous avons déjà signalé plus haut l'utilité du soufre chez certains arthritiques anémiés.

Tels sont les états complexes auxquels répond la médication, complexe elle-même, par le ferro-sulfureux.

Nous pouvons faire la même remarque à propos des convalescents dont Bordeu disait au siècle dernier : « Je vois aussi des convales-
« cents qui, après avoir essuyé des maladies
« fort aiguës, languissent un certain temps. Ils
« sont faibles et abattus. J'oserais, avec beau-
« coup de précaution pourtant, leur ordonner
« nos eaux qui, avec une nourriture propor-
« tionnée réveilleraient la nature engour-
« die. (1). »

Quant à la CHLOROSE, on peut se demander avec Cl. Bernard : si elle ne serait pas due à un vice de la digestion ? Si le fer ne peut pas, par l'excitation qu'il produit, rétablir les actes troublés de cette fonction ?

On comprendrait alors pourquoi un si grand nombre de chlorotiques dont le mal est augmenté par des dispositions diathésiques héréditaires, se trouvent si bien de l'emploi des sulfureux, comme le constate le Dr Durand-Fardel :

---

(1) *Traité des Eaux minérales* du Béarn.

« Pour ce qui concerne le traitement sul-
« furo-thermal appliqué à la chlorose, il est
« un puissant auxiliaire de la médication spé-
« cifique par les ferrugineux. Son action sti-
« mulante de l'appareil digestif, son mode re-
« constituant et la détermination de l'époque
« ménorrhagique qu'il provoque si souvent, en
« font un précieux succédané des préparations
« ferriques, quand celles-ci sont mal suppor-
« tées, et ne suffisent plus à prévenir les réci-
« dives. »

Terminons par une citation empruntée encore à Bordeu et qui nous montrera que déjà au
dix-huitième siècle, l'action des eaux sulfureuses sur la chlorose et l'hystérie était accep-
tée généralement. « On ne voit aux Eaux-
« Chaudes, dit cet auteur, que des filles qui ont
« les pâles couleurs, qui ont le saug dérangé,
« qui sont vaporeuses, cacochymes, et qui ont
« l'estomac aussi bizarre que leurs idées ex-
« traordinaires. Elles se trouvent très-bien de
« ce remède. »

Nous n'avons pas à insister plus longuement

sur un sujet à propos duquel l'accord est fait aujourd'hui. Pour prouver l'avantage que présente la réunion dans une seule préparation des deux modificateurs généraux dont nous nous occupons, nous allons citer une observation qui aurait pu, aussi légitimement trouver sa place dans les chapitres qui traitent de l'angine glanduleuse ou du lymphatisme. On verra en effet, que la malade qui en fait le sujet avait, comme cela n'est que trop fréquent, les attributs du lymphatisme joints aux symptômes de l'angine et de l'anémie.

OBSERVATION VIII

*Angine glanduleuse avec extinction de voix.—
Anémie. — Tempérament lymphatique. — Disparition de l'anémie, amélioration générale à la
suite de l'administration des granules Ferro-
sulfureux.*

Communiquée par M. le docteur DUSART

Madame D..., grande, brune, aux lèvres épaisses,
aux chairs molles et comme bouffies, est âgée de
24 ans. Je lui ai donné mes premiers soins pendant
une grossesse qui se termina heureusement, mais
fut suivie d'un état d'anémie avec constipation
opiniâtre, contre lequel mes efforts restèrent à peu
près inefficaces. Deux causes entretenaient le
mal : d'abord la nécessité, pour Madame D..., de
vivre dans une arrière-boutique obscure, humide,
n'ayant que deux mètres sur trois ; la seconde cause
fut le début d'une nouvelle grossesse, très-peu de
temps après le premier accouchement.

Pendant toute cette nouvelle grossesse, Madame
D..., quoique douée d'un excellent appétit et di-
gérant fort bien, se plaignait de palpitations,
d'essoufflement et de fatigue survenant très-vite.

6

Une petite toux sèche, un besoin de hemmer la préoccupaient d'autant plus, que la voix devint de plus en plus voilée et finit par n'être plus perceptible qu'à une faible distance.

Ni l'auscultation, ni la percussion, répétées à plusieurs reprises et avec beaucoup de soin, ne me firent découvrir de phénomènes inquiétants dans la poitrine.

Le 25 octobre, l'accouchement se fit dans les meilleures conditions, et dès le 1er novembre je commençai à prescrire les Granules Ferro-sulfureux de Thomas.

La malade en prit d'abord deux par jour, puis trois, et enfin quatre, en augmentant d'un granule chaque semaine.

Le 20 novembre, la toux était toujours aussi fréquente, mais la voix reparaissait un peu.

Le 15 décembre, la malade me dit qu'elle n'éprouve plus ni palpitations, ni étouffements ; qu'elle se livre à toutes ses occupations sans plus de fatigue qu'autrefois et se sent plus forte.

La voix est toujours enrouée, mais forte ; le besoin de tousser et de hemmer n'a pas diminué. Cependant les accès de toux nocturnes qui existaient, il y a deux mois, ont disparu.

Je revois la malade   3 janvier. L'état général

est toujours satisfaisant : la voix forte, sans fatigue. La toux reste fréquente, sèche et consiste surtout dans le *hem* caractéristique de l'angine glanduleuse. L'appétit et la digestion sont normales ; l'*anémie* a complétement disparu, mais la constipation reste ce qu'elle est depuis l'enfance.

Malheureusement la malade sort fort peu et vit presque toute la journée confinée dans son arrière-boutique, dont j'ai signalé au début les mauvaises conditions hygiéniques.

PROPHYLAXIE DES INTOXICATIONS
PROFESSIONNELLES

Nous venons d'indiquer dans les pages qui précèdent les ressources que la préparation Ferro-sulfureuse offre à la thérapeutique des maladies chroniques.

Nous nous permettrons, en terminant, de signaler à qui de droit l'application que l'on pourrait faire de notre produit à la *Prophylaxie* des intoxications que provoquent presque fatalement les industries qui obligent l'ouvrier à manier le mercure et le plomb ou leurs sels divers.

Déjà nous avons vu que le sulfure de fer du Codex était légitimement employé contre les empoisonnements aigus par ces métaux. Nous avons encore signalé, d'après Pelletan, l'usage des ouvriers des mines de mercure, en Amérique, qui trouvent dans les eaux sulfureuses une protection contre les accidents mercuriels et nous savons enfin que, de l'avis de tous les médecins, l'hydrogène sulfuré protége les syphilitiques contre la cachexie mercurielle.

Il ne serait guère possible de demander aux ouvriers de se soumettre au traitement par les eaux sulfureuses : il y aurait à cela deux obstacles considérables ; la médication est fort désagréable ; elle est très-coûteuse.

On n'a plus à tenir compte de ces inconvénients lorsque l'on recourt aux granules *Ferro-sulfureux*. En outre, en prenant un granule tous les jours ou tous les deux jours, on provoque une action aussi lente, aussi insensible, aussi continue que celle de l'agent toxique, contre lequel on reste, de la sorte, toujours armé.

Nous sommes convaincu que des essais tentés d'après ces données, ne manqueraient pas de produire les plus heureux résultats et nous attendons avec confiance le contrôle de l'expérimentation.

TABLE DES MATIÈRES

Asthme humide............................ 41

Paris. — Imprimerie de L. GUÉRIN, rue des Petits-Carreaux, 26.

Les Granules Ferro-Sulfureux

DE

J. THOMAS

SE TROUVENT A PARIS

POUR LA VENTE EN GROS

48, Avenue d'Italie, 48

POUR LE DÉTAIL

Pharmacie **VIAL**, rue de Châteaudun, 20